DRENAGEM LINFÁTICA MANUAL

Método Dr. Vodder

Carlos Gusmão

DRENAGEM LINFÁTICA MANUAL

Método Dr. Vodder

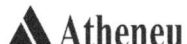 Atheneu

EDITORA ATHENEU

São Paulo —	Rua Avanhandava, 126 - 8º andar
	Tel.: (11)2858-8750
	E-mail: atheneu@atheneu.com.br
Rio de Janeiro —	Rua Bambina, 74
	Tel.: (21)3094-1295
	E-mail: atheneu@atheneu.com.br

CAPA: **Paulo Verardo**
PRODUÇÃO EDITORIAL/ DIAGRAMAÇÃO: **Fernando Palermo**

Dados Internacionais de Catalogação na Publicação (CIP)
(Câmara Brasileira do Livro, SP, Brasil)

Gusmão, Carlos
   Drenagem linfática manual : Método Dr. Vodder /
Carlos Gusmão. -- São Paulo : Atheneu Editora, 2010.

   Bibliografia.
   ISBN 978-85-388-0104-7

   1. Beleza corporal 2. Corpo - Cuidados e higiene
3. Corpo - Sistema linfático 4. Massagem 5. Método Dr. Vodder I. Título.

10-00295   CDD-615.822

Índices para catálogo sistemático:
1. Drenagem linfática manual: Método Dr. Vodder:
Massagem: Terapêutica 615.822

GUSMÃO, C.
Drenagem Linfática Manual – Método Dr. Vodder

©Direitos reservados à EDITORA ATHENEU – São Paulo, Rio de Janeiro, Belo Horizonte, 2010.

AGRADECIMENTOS

A Deus primeiramente.

A Joana e Júlia pelo apoio.

Aos meus pais (in memoriam) que não pouparam esforços na minha educação.

Aos meus alunos e pacientes que me fizeram crescer na Drenagem Linfática.

A meu mestre e incentivador Prof. Jorge Santos (in memoriam) a quem devo tudo que sou hoje profissionalmente.

A Julia pela pose nas fotografias e ao Luciano, o fotógrafo.

PREFÁCIO

Com muita satisfação prefacio o livro de Carlos Gusmão. Trata-se de um profissional comprometido com o ensino e aprimoramento da drenagem linfática, o curso que promove há cerca de duas décadas é dos mais respeitados. Tem bases científicas e uma prática cuja eficiência é reconhecida no ambiente fisioterápico, entre os médicos e, principalmente, os pacientes.

Esta obra que apresento é o resultado deste trabalho acadêmico e prático, com exposição clara dos princípios anatômicos e fisiológicos. Seguindo uma explicação detalhada das técnicas para tratamentos clínicos, estéticos e de pré e pós-operatório. Como Cirurgião Plástico posso dizer que a drenagem linfática hoje é mandatória na maior parte das operações de minha especialidade e o autor é uma das melhores referências no assunto que é muito bem descrito em seu livro.

Quando comecei a pós-graduação em Cirurgia Plástica os pacientes não se submetiam a nenhum tipo de tratamento pós-operatório que não fosse os curativos. Graças a pessoas como Carlos Gusmão esta realidade mudou; hoje o paciente se beneficia muito da drenagem linfática que acelera e melhora bastante o pós-operatório com métodos aplicados desde antes da cirurgia.

Espero que "Drenagem Linfática Manual – Método Dr. Vodder" seja um texto que enriqueça a técnica dos leitores e principalmente sirva de entusiasmo para a execução de uma da drenagem baseada na ciência, ética, estudo e aprimoramento contínuo para o bem estar de nossos clientes.

Luiz Victor
Cirurgião Plástico
Membro da Sociedade Brasileira de Cirurgia Plástica
Titular do Colégio Brasileiro de Cirurgiões, TCBC
Fellow of the International College of Surgeons, FICS

SUMÁRIO

1 Drenagem Linfática Manual
– Limpeza Interior 11

2 O Método Dr. Vodder................................13

3 Nossa Circulação Linfática 14

4 Componentes do Sistema Linfático 18

5 O Método Dr. Vodder – Manobras..............25

6 Sequência Básica de Drenagem Linfática
Manual Método Dr. Vodder.........................34

7 Sequência corporal – Decúbito Dorsal 41

8 Sequência Corporal – Decúbito Ventral......63

9 Tratamento de Fibroadenoma Geloide Subcutâneo (Celulite) 71

10 Celulite e Gordura Localizada 74

11 Estágios da Celulite 76

12 Peculiaridades do Ultrassom para Uso Estético (3 MHz) 80

13 Tratamento Pré e Pós-cirurgias Plásticas ... 83

14 Drenagem Linfática Reversa 86

15 Drenagem em Oncologia 87

16 Liberações para Tratamentos Pós-mastectomia e para Automassagem ... 89

Drenagem Linfática Manual 1 – Limpeza Interior

Nosso corpo, como as árvores, as folhas, os animais, é percorrido por um líquido incolor e transparente que, contido nos vasos linfáticos, tem a função de filtrar as impurezas do sangue. Quando a circulação linfática diminui seu ritmo ou mesmo se interrompe, o material a ser descartado fica estagnado em algumas zonas do corpo, causando inchaços dolorosos e afecções, como acne, celulite e os edemas pós-operatórios. Neste e em outros casos, a Drenagem Linfática Manual atua como descongestionante.

A Drenagem Linfática é muito conhecida e realizada na Europa. O sistema linfático não possui uma bomba, como no caso do sangue, que tem o coração, mas se movimenta com a pressão da musculatura e da respiração. Situados logo abaixo da pele e por todo o corpo, os vasos linfáticos, por falta de movimento muscular, podem, por exemplo, causar inchaços nas pernas, quando alguém fica muito tempo sentado.

A Drenagem Linfática possui quatro funções básicas. Além de desintoxicar, contribuir para a eliminação de líquidos, ativar o sistema imunológico, também atua como relaxante e analgésico (em casos de fraturas ósseas. Drenagem elimina a pressão e o inchaço locais, e consequentemente a dor). Após cirurgias plásticas, alivia hematomas e inchaços. Auxilia no tratamento da celulite, cujo acúmulo se deve à falta de movimentos locais, que provoca a estagnação da linfa nas células de gordura.

Para realizar a Drenagem Linfática Manual, o profissional percorre todo o corpo (por inteiro ou áreas específicas) com as palmas das mãos e pontas de dedos em toques bastante suaves, movimentando a linfa em direção aos gânglios. As toxinas são liberadas através dos rins. Esta massagem exige conhecimento e muita sensibilidade nas mãos.

O Método Dr. Vodder 2

O Método de Drenagem Linfática Manual Dr. Vodder teve origem na Alemanha no ano de 1932. O Dr. Emil Vodder e sua esposa Estrid desenvolveram o método após ficarem intrigados com as pesquisas de Alex Carrel em 1912, que ganhou o Prêmio Nobel por manter células de frango vivas trocando o líquido linfático em que estavam mergulhadas.

Vodder começou, experimentalmente, a tratar pacientes manipulando os gânglios do pescoço com movimentos suaves e rotativos, com sucesso. A partir daí desenvolveram o método até hoje amplamente utilizado e que serviu como base para outros métodos de Drenagem Linfática Manual.

A verdadeira Drenagem Linfática Manual é um método todo original, bastante diferente da Massagem tradicional, possuindo manobras precisas e monótonas, feitas em direções específicas, com velocidade e pressão corretas.

Nossa Circulação Linfática* 3

O sistema linfático tem intrigado os fisiologistas desde os tempos da antiga Grécia. Somente agora a corrente linfática está começando a revelar os seus segredos – graças a novos instrumentos e novas técnicas de laboratório. Uma coisa se torna cada vez mais clara: a saúde e até a vida dependem do bom funcionamento deste complexo sistema.

Ao contrário da corrente sanguínea, que segue rápido circuito fechado das artérias para capilares e daí de volta às artérias, o sistema linfático flui lentamente em uma só direção. Seus regatos iniciais – de dimensões microscópicas – originam-se em espaços intercelulares. O líquido coletado aí passa por canais cada vez maiores até alcançar a região inferior do pescoço (ângulo venoso), onde deságua dentro de veias que se dirigem ao coração.

As ilustrações referentes as descrições anatômicas constantes do texto, encontram-se no Capítulo 4.

Grande parte do mistério que envolve o sistema linfático é devido ao fato de que a maior parte de seus canais são tão frágeis que se tornam invisíveis – os menores têm as paredes apenas da espessura de células. O líquido que eles transportam é, em geral, tão claro como água.

Entre os meios empregados num esforço para topografar a rendada malha de canais, dois têm sido particularmente úteis: primeiro, corantes opacos que deixam sombras nas chapas de raios X; segundo, isótopos radioativos que deixam rastro de radiação denunciadora.

Explorações feitas por meio destas e de outras técnicas revelam fascinantes visões da "geografia" do corpo. Seus trilhões de células banhadas em líquido vivem uma vida aquática. A rede linfática, pode-se ver agora, proporciona um sistema de drenagem de suprema importância. Para nutrir as células, os capilares sanguíneos constantemente vazam minerais, gorduras, vitaminas e açúcares, juntamente com líquidos e proteínas. Grande parte do líquido excedente, juntamente com detritos celulares, volta pelas paredes capilares para ser levada embora pelas veias. Mas não todo. Se o sistema linfático não levasse grande parte desse infiltrado restante de volta à circulação sanguínea, "sangraríamos" internamente até morrer em questão de horas.

A perda de proteínas do sangue pelas paredes capilares seria particularmente desastrosa. Conforme pesquisas a cada 24 horas, perde-se metade da proteína de nosso sangue! Não fosse a pronta recuperação da proteína pelo sistema linfático, essa constante perda significaria uma catástrofe.

O caminho de retorno é razoavelmente bem conhecido. Um sistema coletor de pequeninos capilares linfáticos reúne o líquido, e vão se unindo formando vasos linfáticos, que por sua vez se unem formando os troncos linfáticos. Este último já quase da espessura de um canudinho de tomar refrigerante, dirige-se colado à coluna vertebral, pela parte anterior, desembocando finalmente na corrente sangüínea venosa.

A linfa é impelida, principalmente, pelas contrações musculares da respiração, da marcha ou dos movimentos intestinais. Quando os músculos se contraem, os vasos linfáticos são comprimidos e o líquido é impelido por aletas valvulares localizadas a intervalos regulares nos vasos linfáticos maiores.

A rede linfática tem outras tarefas além da drenagem e da manutenção do equilíbrio líquido. Dispostos ao longo dos canais, existem centenas de nódulos – massas de tecido em forma de feijão que vão desde o tamanho de uma cabeça de alfinete até 2,5 cm de comprimento, chamados gânglios linfáticos. Servem de filtro, removendo impurezas perigosas, como faz um filtro de óleo de carro. Esses nódulos linfáticos são tão numerosos que, se um falhar, o outro, distante poucos centímetros, provavelmente fará o serviço. Esse sistema de filtros capta quase tudo que seja prejudicial – hemácias mortas, substâncias químicas etc. Suponhamos que cortemos um dedo ou pisemos em um prego. Inevitavelmente serão levadas bactérias para dentro do corpo. Elas seriam fatais se não fossem os gânglios linfáticos que as destroem. Geralmente esses filtros são tão eficientes que a linfa que eles finalmente derramam na corrente sanguínea é limpa e sem perigo.

Componentes do 4
Sistema Linfático

LINFA

É composta da parte líquida proveniente dos meios intracelulares e extracelulares como por exemplo: plasma, líquido intersticial, líquido intraocular, líquido do aparelho gastrointestinal (sucos pancreático e gástrico, bile, saliva, fluidos glandulares), excreções (urina, suor e lágrima), líquido dos espaços em potencial (pleura, cavidade peritoneal, cavidade pericárdica e fendas sinoviais).

A linfa é um tecido imunológico circulante, possuindo células como linfócitos, granulócitos, eritrócitos, macrófagos, células mortas e fibrinogênio em pequena quantidade. Os linfócitos são produzidos nos tecidos linfoides (medula óssea, timo, baço, gânglios linfáticos, amídalas). Os macrófagos têm a capacidade de fagocitose, ingerindo bactérias e células mortas, sendo importantes na eliminação de tecidos necrosados.

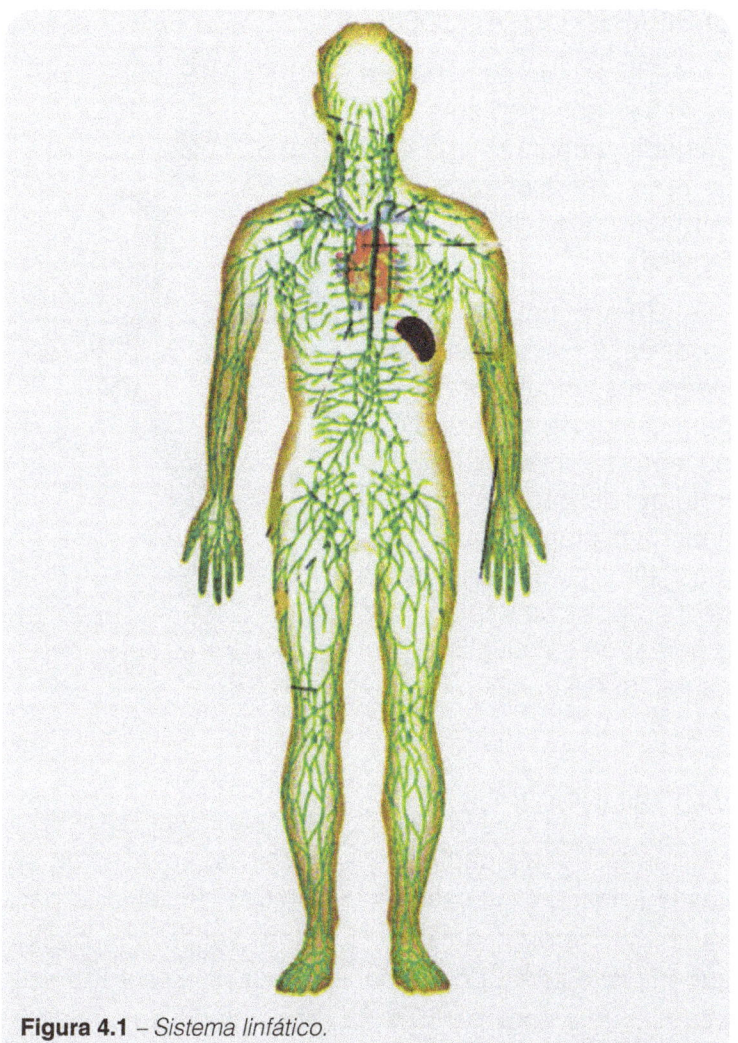

Figura 4.1 – *Sistema linfático.*

CAPILARES LINFÁTICOS

Encontram-se sempre próximos dos capilares sanguíneos, formando uma vasta rede, responsáveis pela captação dos líquidos do interstício.

Têm as células das paredes em forma de "telhas", e filamentos ancoradores, que permitem a entrada de líquido em seu interior. São estruturas delicadas, que não suportam grandes pressões, mas têm uma capacidade de recuperação rápida (6 a 8 horas) e se multiplicam em casos de obstrução.

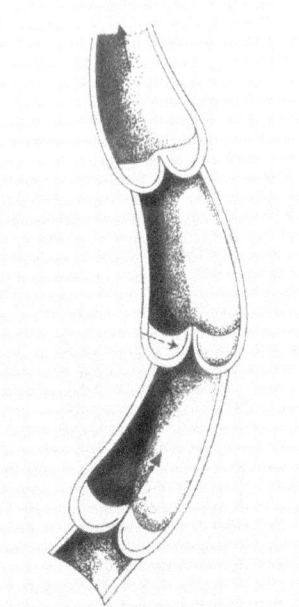

Figura 4.2 – *Capilares linfáticos.*

VASOS LINFÁTICOS

À união de capilares linfáticos dá-se o nome de vasos linfáticos. Os vasos são dotados de válvulas para impedir o retorno da linfa. Existem vasos nos planos superficial e profundo. Somente temos acesso à rede superficial, que engloba 80% da linfa circulante nos vasos, sendo impossível manobras que influam diretamente nos vasos profundos sem danificar os superficiais. Os vasos superficiais se comunicam com os profundos.

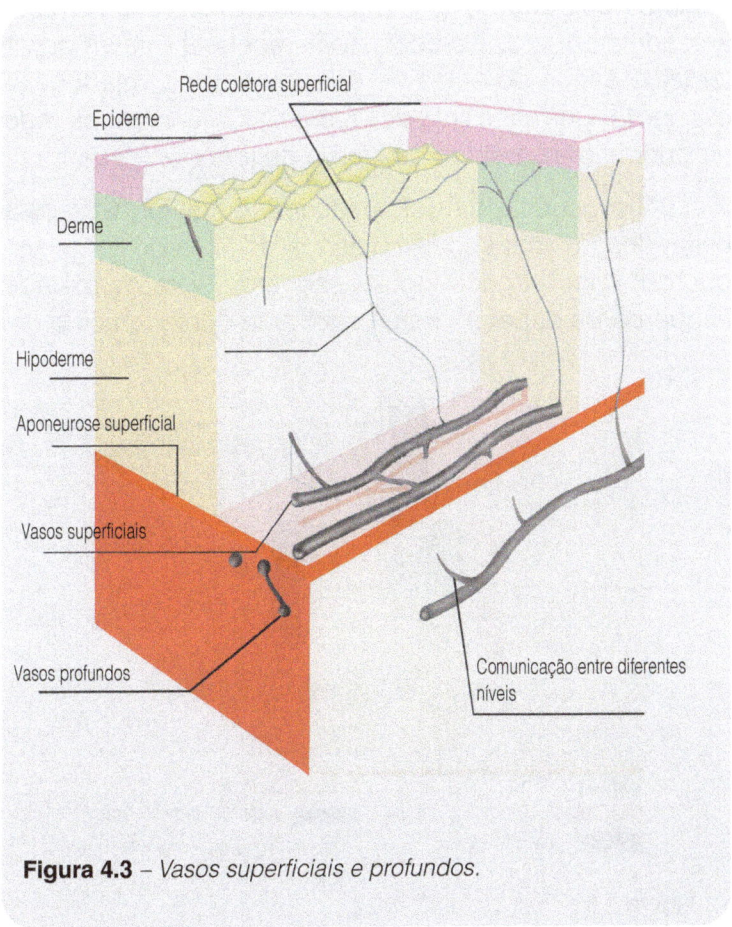

Figura 4.3 – *Vasos superficiais e profundos.*

TRONCOS LINFÁTICOS (OU DUCTOS LINFÁTICOS)

São formados pela união de vasos linfáticos. O maior deles é o Tronco Torácico que sobe da altura do umbigo (cisterna de Pequet), colado à coluna vertebral pela parte anterior, indo até o pescoço, onde recebe a linfa do ducto torácico esquerdo antes de desembocar na veia jugular esquerda. Carreia a linfa dos membros inferiores, de todo o abdome e da metade esquerda do tórax.

O segundo é o Ducto Esquerdo que é formado pela união dos troncos subclávio esquerdo (linfa do braço esquerdo) com o tronco jugular esquerdo (linfa da metade esquerda da cabeça). Este penetra no ducto torácico.

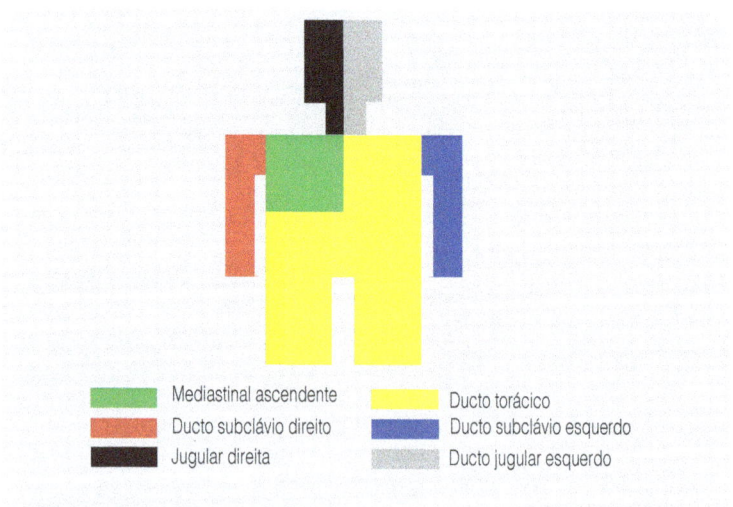

Figura 4.4 – *Troncos linfáticos.*

O terceiro é o Ducto Direito que é formado pela união de três troncos. O mediastinal ascendente (linfa do tórax direito), o tronco jugular direito (linfa da metade direita da cabeça) e tronco subclávio direito (linfa do braço direito). Desemboca na corrente sanguínea através da veia jugular direita.

GÂNGLIOS LINFÁTICOS

São estruturas interpostas no trajeto da corrente linfática e responsáveis pela filtração da linfa. Cada vaso linfático passa em pelo menos um gânglio linfático, onde ocorrem reações imunológicas em seu interior, por serem reservatório para os linfócitos, capazes de debelar infecções. Existem cerca de quatrocentos gânglios no corpo humano sendo que a maior parte deles se encontra no pescoço. São também encontrados em outros locais de acú-

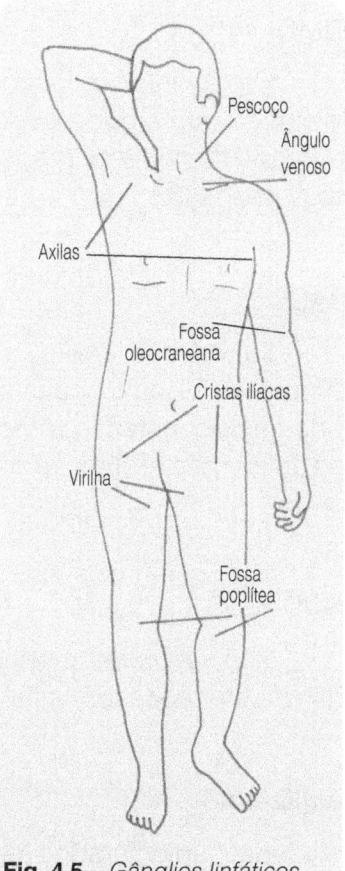

Fig. 4.5 – *Gânglios linfáticos.*

mulo tais como: axilas, cristas ilíacas, virilha e região poplítea. A linfa é purificada pelos macrófagos que tem a capacidade de fagocitose.

TIMO

Órgão linfoide, responsável pela produção dos linfócitos "T" até a puberdade, quando sofre uma involução e passa somente a produzir linfócitos para compensar seus desgastes.

BAÇO

É um órgão linfático que está presente na circulação sanguínea. Suas funções são: remoção de hemácias em vias de degeneração, produção de linfócitos e formação de anticorpos, e filtração do sangue retirando agentes nocivos.

NÓDULOS

São estruturas temporárias que aparecem em abundância em processos inflamatórios.

AMÍDALAS

São aglomerados de tecido linfoide, situadas na mucosa do aparelho digestivo.

O Método Dr. Vodder 5
– Manobras

As manobras do Método de Drenagem Linfática Dr. Vodder consistem em círculos que variam da pressão zero a uma pressão máxima, que coincide com a direção da circulação linfática, conduzindo a linfa para a região de gânglios. Devem-se drenar as regiões proximais antes das distais para garantia do livre escoamento da linfa, tendo como referência o ângulo venoso, local onde a linfa desemboca na corrente sanguínea venosa. Dentro de uma área, as manobras serão de distal para proximal.

Por exemplo, ao drenar o membro superior, primeiramente trabalhamos o braço, antebraço, punho, mão e dedos. Em cada parte destas, trabalhamos da parte mais distante para a mais próxima.

O objetivo destas manobras é aumentar a velocidade da linfa nos vasos linfáticos e ductos.

As manobras do método Vodder aumentam a capacidade dos capilares linfáticos, a velocidade da linfa, a filtração e a absorção dos capilares sanguíneos, a quantidade de linfa processada nos gânglios, a motricidade dos intestinos. Age diretamente sobre a musculatura lisa dos capilares linfáticos, sobre a musculatura esquelética e influi diretamente sobre o sistema nervoso vegetativo. Melhora a nutrição celular, a oxigenação dos tecidos, a absorção de nutrientes pelo trato digestivo. Desintoxica os tecidos intersticiais e a musculatura esquelética. Provoca uma maior diurese.

INDICAÇÕES

- Tratamentos estéticos (acne, Couperose, Dermatite perioral, Rosácea, tratamento para rejuvenescimento).
- Pré e pós-cirurgias plásticas em geral.
- Relaxamento de pacientes tensos.
- Tratamento de celulite(fibroadenoma geloide).
- Cicatrizes hipertróficas (quelóides).
- Estrias.
- Edema de membro superior pós mastectomia.
- Tensão pré-menstrual (TPM).
- Tratamento de edema de cicatriz pós histerectomias e cesáreas.
- Problemas de circulação de retorno comprometida.
- Edemas em geral.

CONTRAINDICAÇÕES

- Câncer diagnosticado e não tratado.
- Pré canceroses de pele.
- Inflamações crônicas e agudas.
- Trombose e Tromboflebite.
- Hipertireoidismo.
- Insuficiência cardíaca congestiva.
- Hipotensão arterial importante.

CONDIÇÕES DE TRABALHO

O cliente deve estar totalmente despido, coberto com lençóis ou toalhas para mantê-lo aquecido, e as vias da drenagem linfática totalmente livres de pontos apertados por elásticos e roupas apertadas que dificultam o escoamento da linfa. Descobrem-se somente as áreas que estão sendo trabalhadas. A pele deve estar limpa e sem cremes ou outros produtos, visto que este método de drenagem não usa óleos ou cremes na sua execução. A drenagem linfática método Dr. Vodder usa as mãos secas.

Nos casos de pós-cirurgias plásticas, pode-se trabalhar sobre as ataduras.

Deve-se estar atento às reações do paciente e concentrar-se no emprego correto do método.

Pode-se colocar música de fundo suave e iluminação discreta.

O paciente deve permanecer deitado por 20 ou 30 minutos após o término da drenagem.

Deve-se obedecer à prescrição médica para pós-cirurgias plásticas e pós-mastectomias.

CARACTERÍSTICAS DAS MANOBRAS

As manobras do método Dr. Vodder são lentas. Deve-se executar cada manobra em aproximadamente 1 segundo. Deve-se repetir cada manobra de cinco a sete vezes no mesmo lugar. A pressão será mais leve quanto maior for o edema. O paciente não pode sentir dor em nenhuma hipótese e a pele não deverá ficar avermelhada.

Deve-se começar toda e qualquer drenagem linfática pela liberação do ângulo venoso.

As manobras do método Dr Vodder são: efleurage, rotação no lugar, deslizamento em anel (bracelete), enfuso (voo do cisne), Passar e enviar, deslizamento em espiral, leque, passo de ganso, balancinho, fricção digital superficial, amassamento deformante, descolamento (fazer inhoque), patão, pirâmide, roda gigante e bombeamento.

Quanto ao sentido das rotações podem ser de duas maneiras: nadar (imaginando um nado de peito, girando a mão esquerda no sentido anti-horário e a direita no sentido horário) ou contrário de nadar (mão esquerda no sentido horário e direito anti-horário).

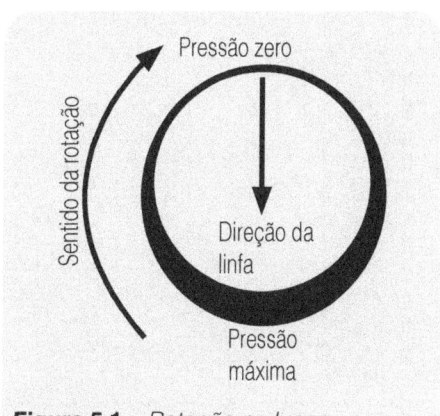

Figura 5.1 – *Rotação no lugar.*

DIREÇÕES DE DRENAGEM

Decúbito dorsal

A linfa da cabeça drena para o pescoço; os membros superiores, para as axilas homolaterais; o tórax e mamas, para as axilas; o abdome superior, para as axilas; e o inferior, para as cristas ilíacas; os membros inferiores, para as virilhas homolaterais.

Decúbito ventral

As costas drenam para as axilas; os glúteos, para a virilha pelas laterais, com exceção do quadrante inferior medial, que drena por entre as pernas.

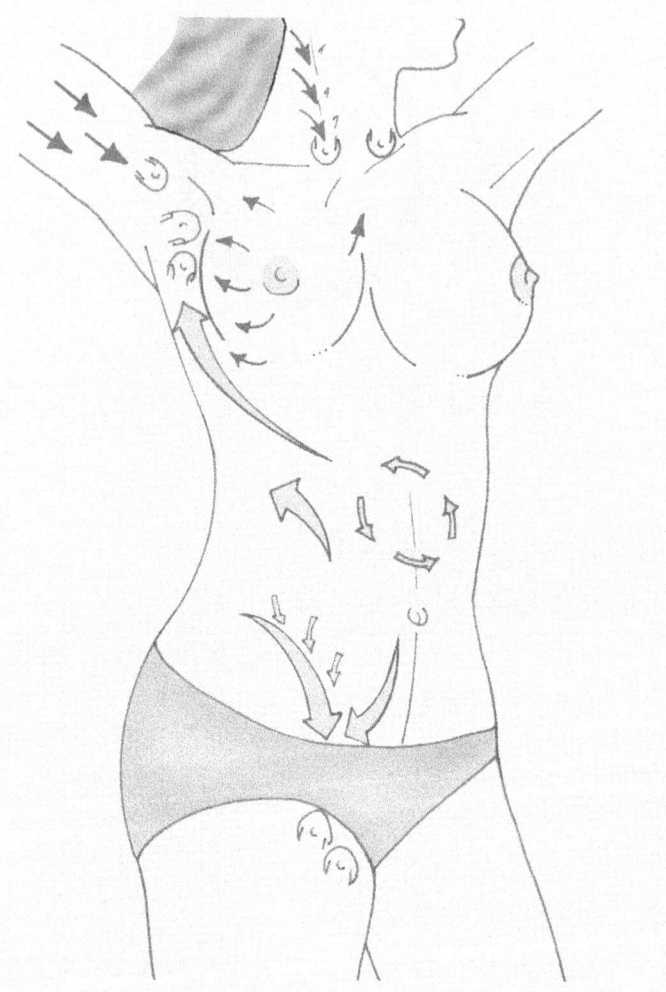

Figura 5.2 – *Direção da linfa em decúbito dorsal.*

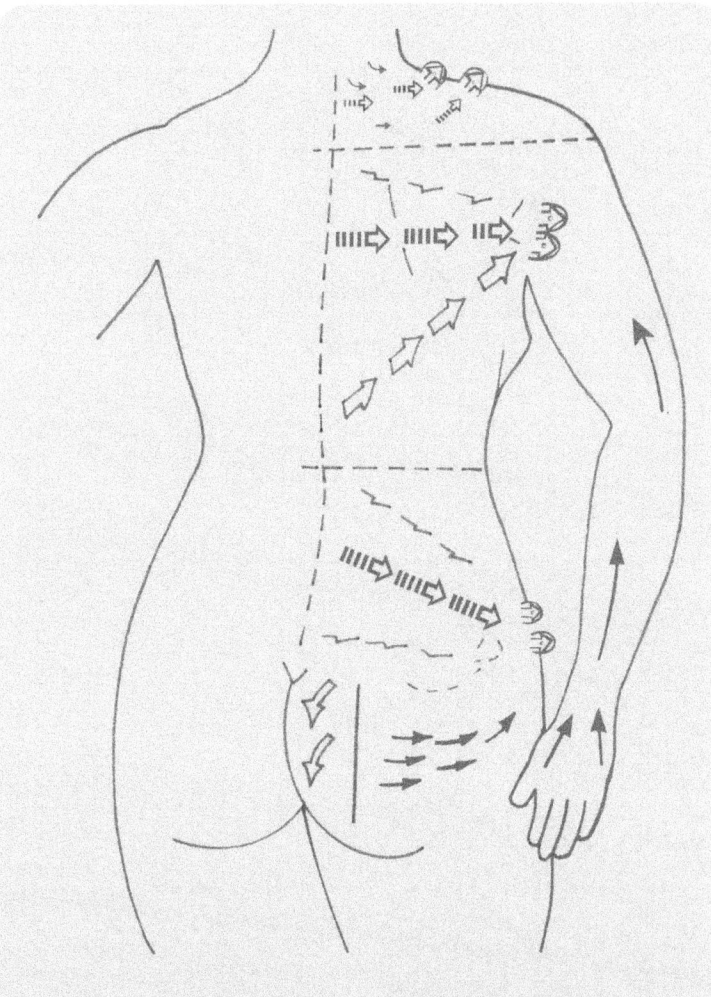

Fig. 5.3 – *Direção da linfa em decúbito ventral.*

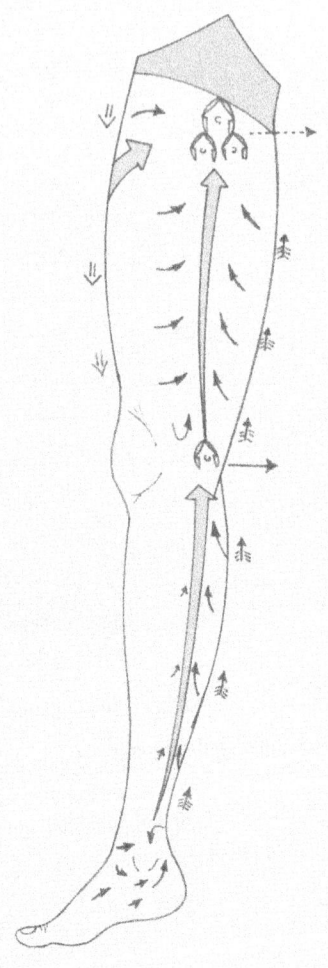

Figura 5.4 – *Membros inferiores decúbito ventral.*

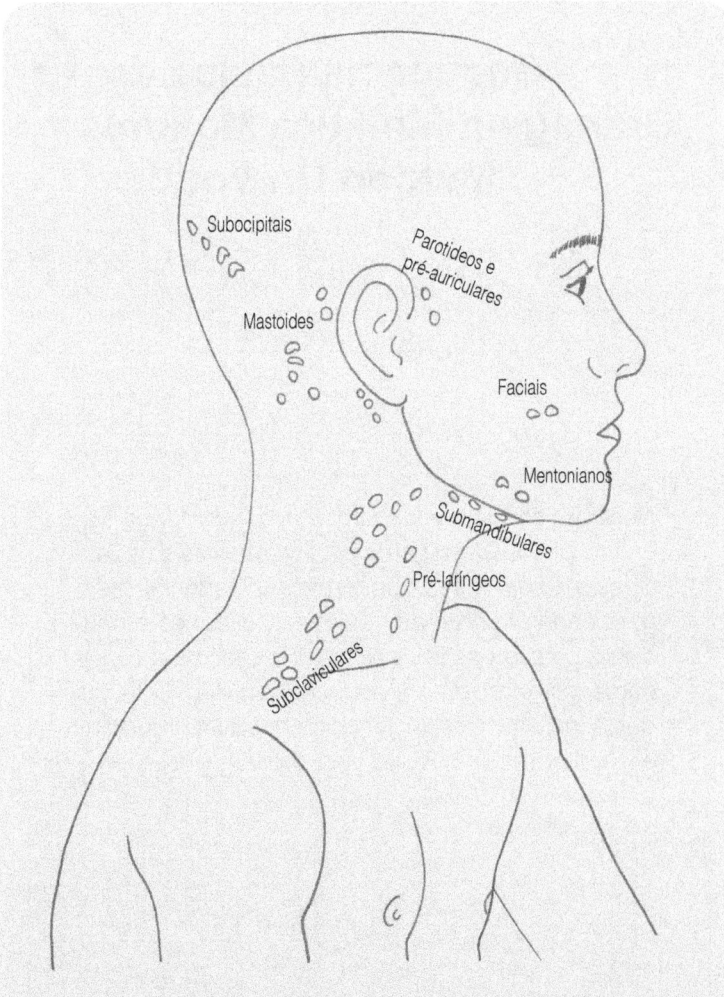

Fig. 5.5 – *Principais regiões de gânglios da face.*

Sequência Básica de 6 Drenagem Linfática Manual Método Dr. Vodder

Nota: As sequências a seguir não habilitam a trabalhar com a Drenagem Linfática, pois há a necessidade de um curso com professor especializado, para orientar sobre as manobras, direções e principalmente pressões exercidas na técnica, o que é impossível ensinar através de um livro. O intuito deste trabalho é recordar as manobras aprendidas em aula e retirar dúvidas que possam existir.

FACE

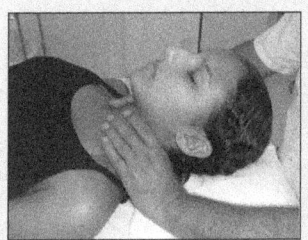

Pescoço

Rotação no lugar, movimento de nadar. Repete-se o movimento em duas posições, e, por último, o ângulo venoso.

Ombros

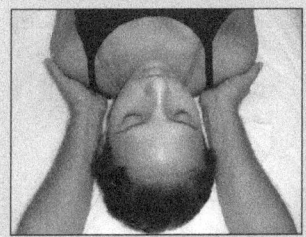

Rotação no lugar com as mãos nos acrômios, movimento de nadar. Segunda posição sobre o trapézio com as palmas das mãos voltadas para cima, movimento contrário de nadar, e, por último, com os dedos apontando para as clavículas com movimento de nadar (ângulo venoso).

Nuca

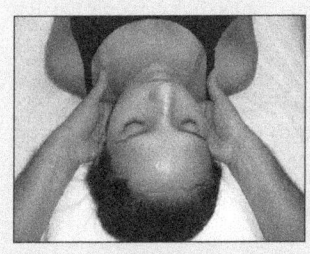

Rotação no lugar, movimento de servir. Faz-se três posições descendo a cada ponto e afastando-se da coluna vertebral. Na última posição repete-se o ângulo venoso, com as palmas das mãos para cima.

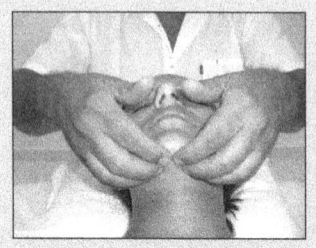

Submandibulares

As pontas dos dedos se encaixam na região submandibular, fazendo rotações no lugar movimento de nadar em direção ao ângulo da mandíbula.

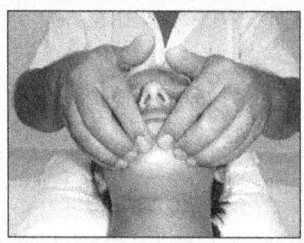

Mentonianos

As pontas dos dedos seguem em cima da mandíbula inferior e fazem movimentos iguais aos submandibulares.

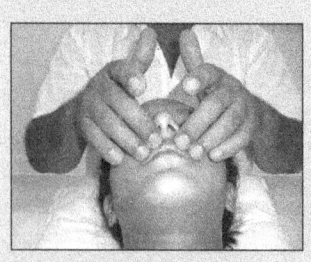

Lábio superior

Com os dedos entre o lábio superior e o nariz usa-se rotação no lugar. Segunda posição, nos cantos da boca e os dois últimos seguindo a linha de expressão até o maxilar. Todo este caminho é feito com movimentos contrários de nadar. As direções de aumento da pressão variam de posição: primeira, para cima; segunda, para os lados; e terceira e quarta, para baixo.

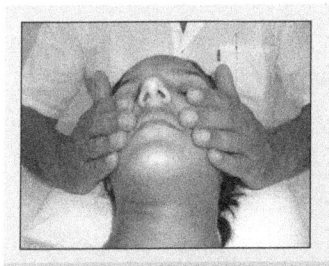

A grande viagem

Duas posições de rotação no lugar no sentido de nadar enviando a linfa para baixo, repete-se o caminho submandibular e o caminho do pescoço.

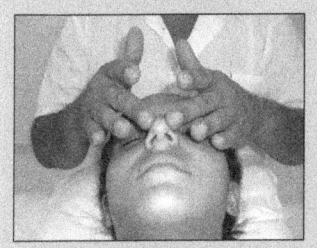

Nariz

Rotação no lugar, com os dedos médios de cada mão, começando pela ponta do nariz e descendo pelas laterais. Cinco posições.

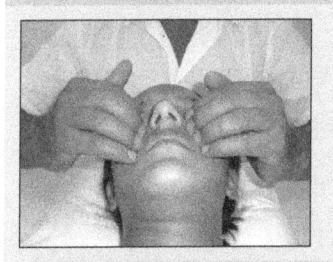

Laterais do nariz

Os quatro dedos de cada mão descem no sentido de nadar até a mandíbula, seguindo a linha de expressão.

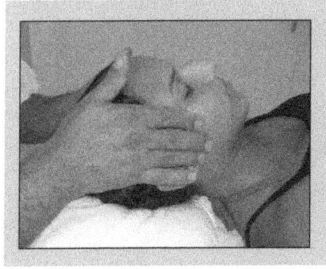

Pré-auriculares e Parótidas

Os três dedos de cada mão esticados descem três posições na parte anterior das orelhas, e repete-se o caminho do pescoço.

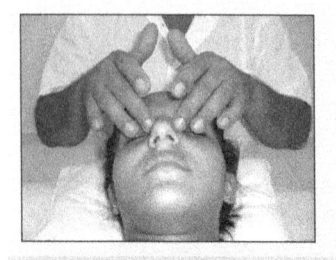

Estímulo à glândula lacrimal

Estimula-se a glândula lacrimal com os dedos médios de cada mão suavemente.

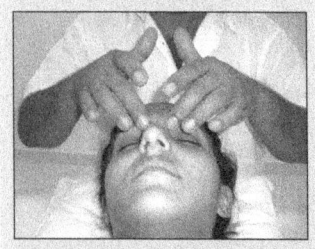

Repete-se a manobra anterior um ponto mais acima.

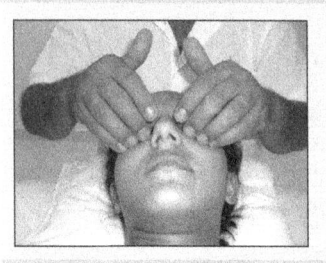

Pálpebra inferior

Rotação no lugar, direção às orelhas, sentido de nadar, até o canto externo do olho.

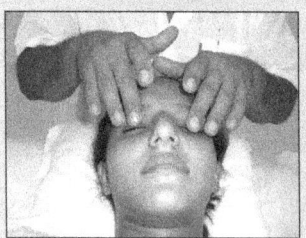

Pálpebra superior

Espirais paralelas do canto interno do olho até o canto externo, no sentido contrário de nadar.

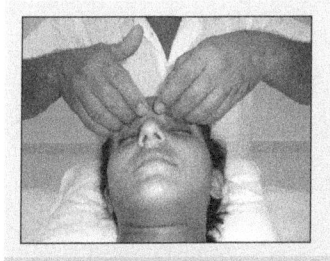

Rotação no lugar, no trajeto abaixo dos pelos da sobrancelha, contrário de nadar. Do canto interno ao canto externo.

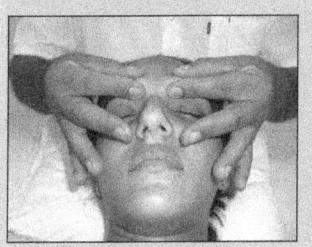

Sobrancelhas

Espremem-se as sobrancelhas a partir do canto medial até a borda externa do olho.

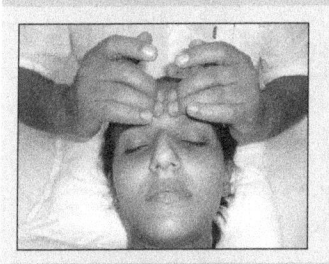

Glabela

No sentido de nadar, colocar os dedos médios e anelares de cada mão no centro da testa, fazendo rotação no lugar para direção do nariz.

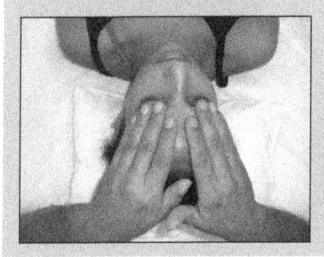

Testa

As mãos se apoiam com os dedos voltados para o nariz. Rotação no lugar, levando a linfa para as laterais, no sentido de nadar.

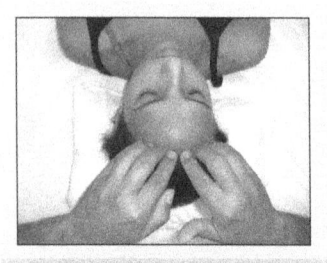

Linha do cabelo

Rotação no lugar, sentido de nadar na linha da raiz do cabelo em direção às orelhas.

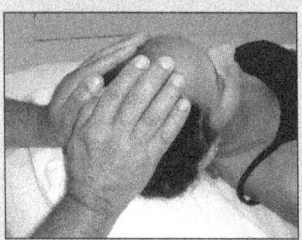

Couro cabeludo

Rotação no lugar, com as palmas das mãos, os dedos apontando para a testa, sentido de nadar, e vão se afastando até chegar às orelhas.

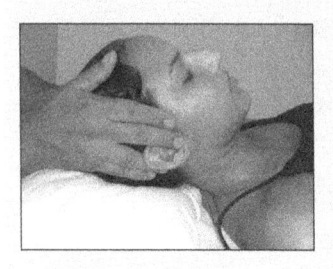

Liberação da região da parótida e mastoides

Dois dedos na frente e dois atrás das orelhas, descem em três posições no sentido de nadar com rotação no lugar.

Repete-se o caminho do pescoço.

Sequência corporal 7
– Decúbito Dorsal

MEMBROS SUPERIORES (DIREÇÃO AXILAS)

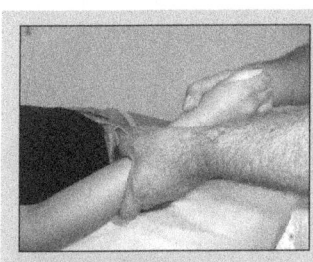

Efleurage.

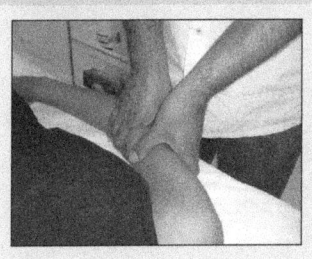

Anel sobre o braço.

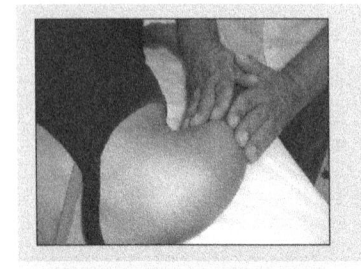

Voo do cisne no braço.
(movimento 1)

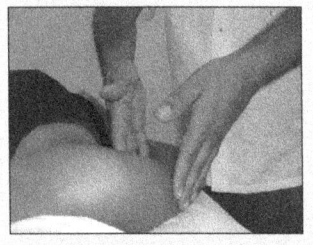

Voo do cisne no braço.
(movimento 2)

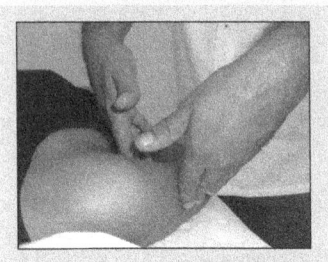

Voo do cisne no braço.
(movimento 3)

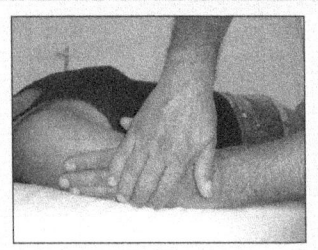

Bombeamento sob o tríceps.

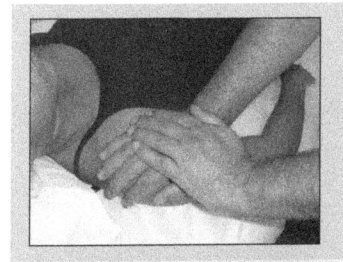

Bombeamento do deltoide anterior.

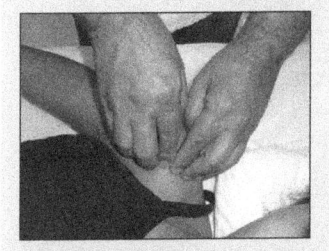

Fricção digital na articulação do ombro.

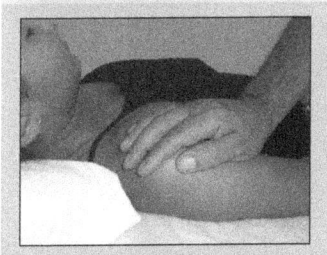

Fricção palmar em círculos opostos no deltoide.

(movimento 1)

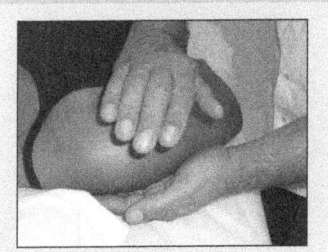

Fricção palmar em círculos opostos no deltoide.

(movimento 2)

Drenagem Linfática Manual

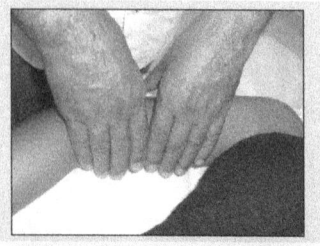

Passar e enviar na parte interna do braço.

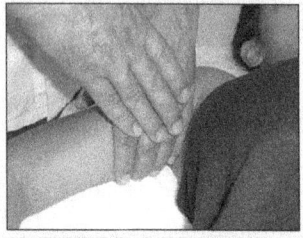

Bombeamento da axila.
(movimento 1)

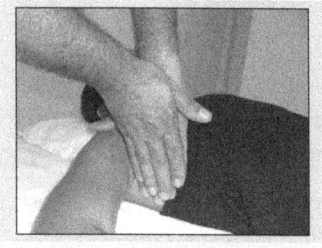

Bombeamento da axila.
(movimento 2)

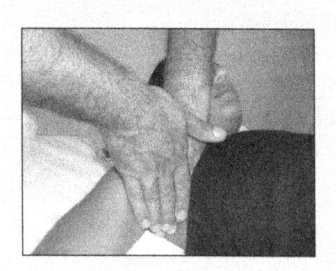

Bombeamento da axila.
(movimento 3)

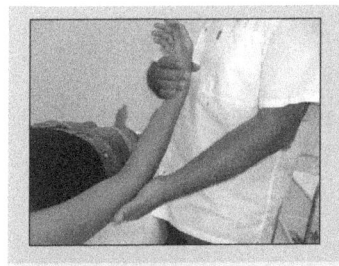

Bombeamento em concha no cotovelo.

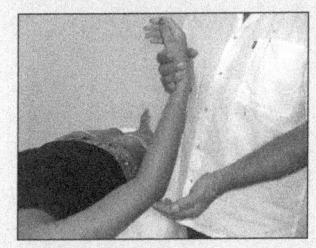

Fricção digital na articulação do cotovelo.

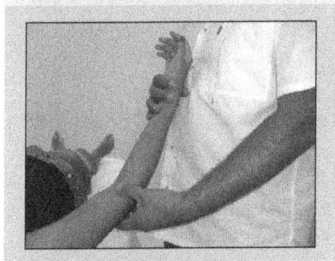

Espiral na fossa oleocraniana, lateralmente.

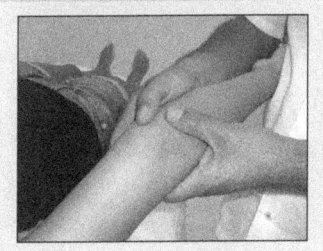

Passo de ganso em 3 linhas na fossa oleocraniana.

Drenagem Linfática Manual

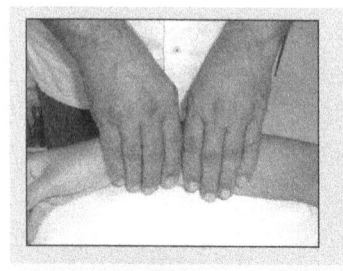

Passar e enviar na parte interna do antebraço.

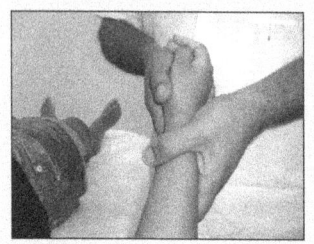

Anel na parte externa do antebraço.

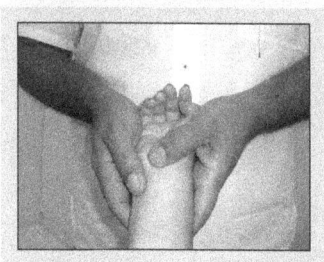

Punho interno em passo de ganso.

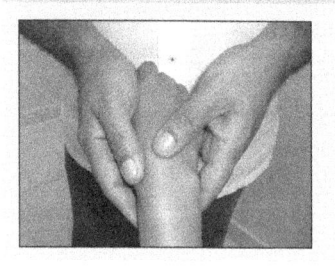

Punho externo em passo de ganso.

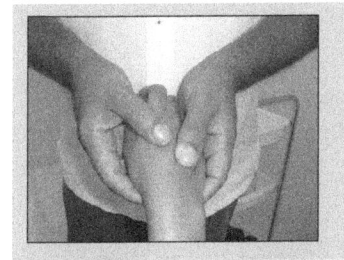

Método Dr. Vodder

Dorso da mão em passo de ganso.

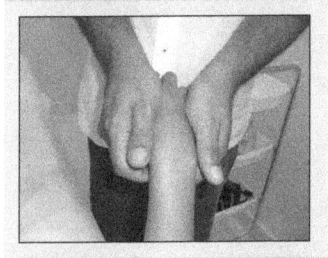

Almofadas tenares no dorso da mão.

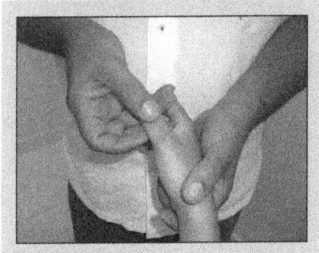

Espiral na parte superior dos dedos da mão.

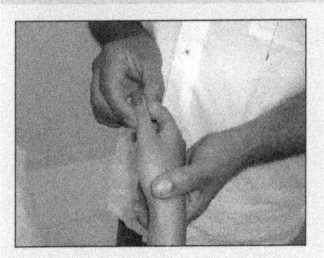

Deslizamento firme nas laterais dos dedos.

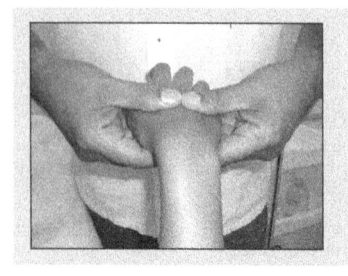

Deslizamento firme com polegares sobre dorso da mão.

MAMAS E TÓRAX (DIREÇÃO AXILAS)

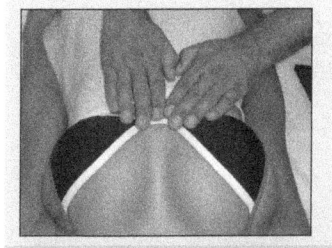

Efleurage entre os seios.

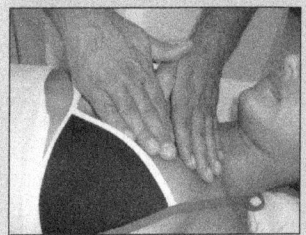

Patão na mama superior.

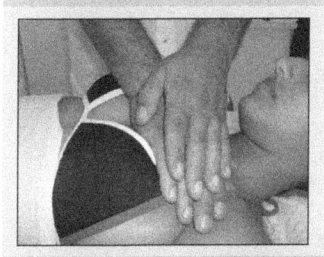

Bombeamento da mama superior.

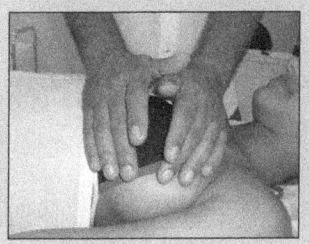

Bombeamento com duas mãos sobre a mama.

(movimento 1)

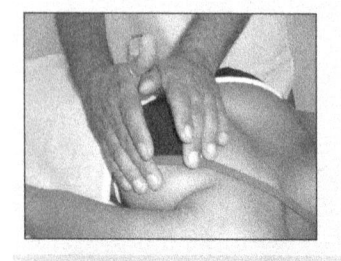

Bombeamento com duas mãos sobre a mama.
(movimento 2)

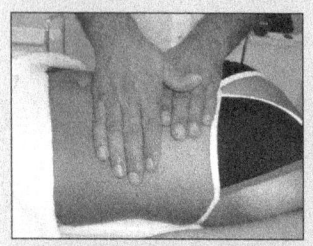

Patão na parte inferior da caixa torácica.

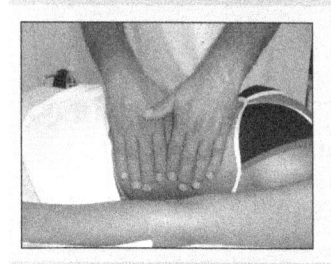

Passar e enviar na lateral em direção a axila.

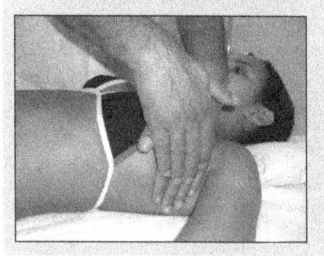

Bombeamento da axila.
(movimento 1)

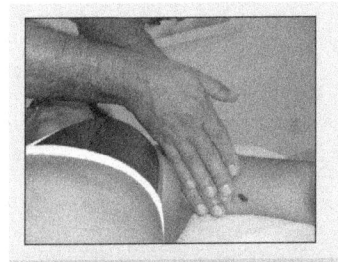

Bombeamento da axila.
(movimento 2)

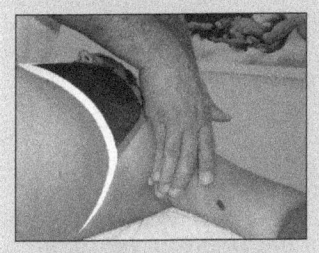

Bombeamento da axila.
(movimento 3)

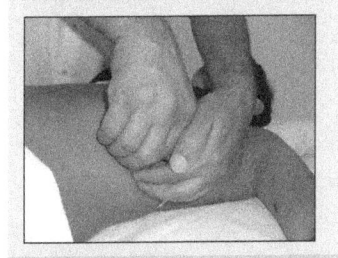

Bombeamento dos espaços intercostais para a profundidade.

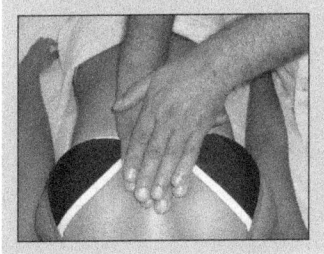

Bombeamento sobre o esterno para a profundidade.

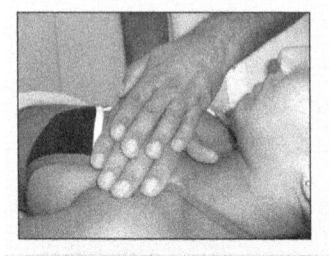

Bombeamento dos subclaviculares.

(movimento 1)

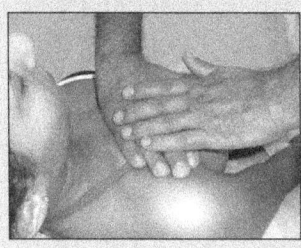

Bombeamento dos subclaviculares.

(movimento 2)

ABDOME (DIREÇÃO AXILAS E CRISTAS ILÍACAS)

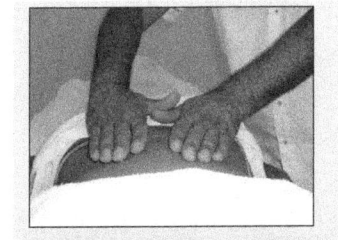

Efleurage do púbis ao arco das costelas.

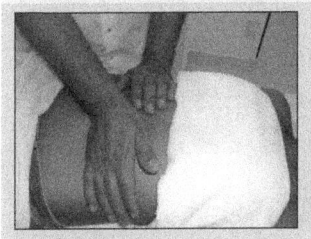

Estímulo do baço.

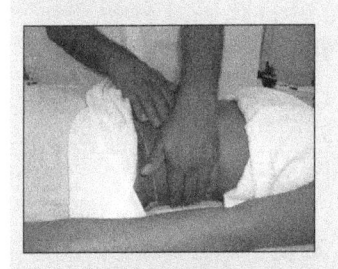

Cintura em deslizamento firme.

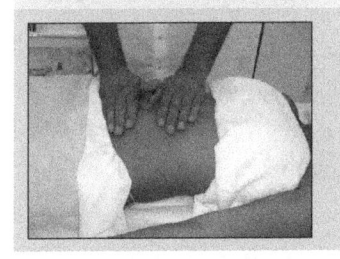

Roda gigante.
(movimento 1)

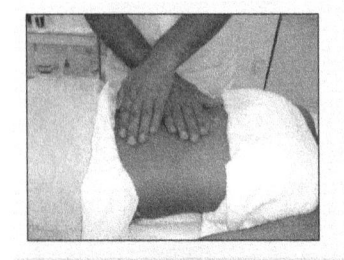

Roda gigante.

(movimento 2)

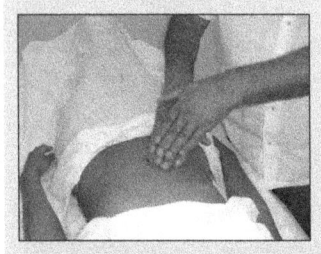

Espiral no intestino delgado.

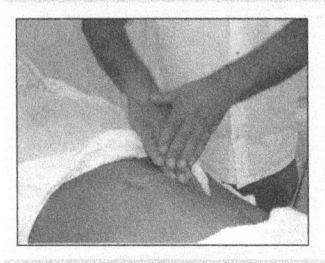

Espiral no percurso do intestino grosso.

(cólon ascendente, transverso, descendente e sigmoide)

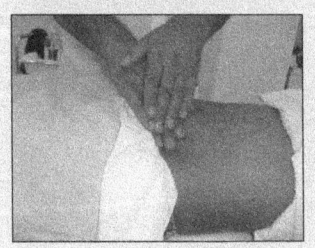

Atenção especial ao cólon sigmoide.

Método Dr. Vodder

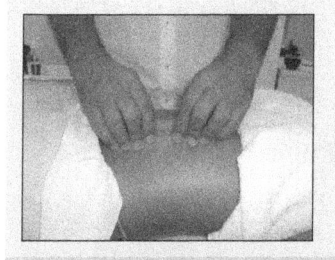

Amassamento deformante lateralmente e do arco das costelas ao púbis.

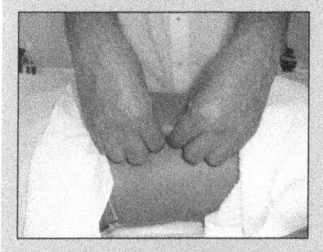

Descolamento.
(para a lateral no abdome superior)

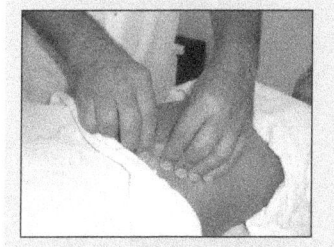

Descolamento.
(para as cristas ilíacas no abdome inferior)

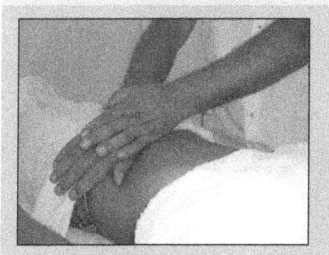

Bombeamento das cristas ilíacas.

MEMBROS INFERIORES (DIREÇÃO VIRILHA)

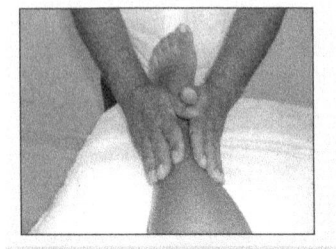

Efleurage dos pés a coxa.

(movimento 1)

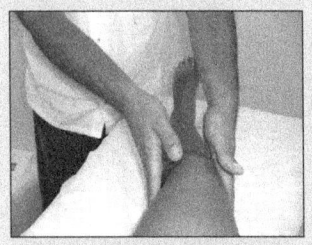

Efleurage

Mãos descem pelas laterais do joelho.

(movimento 2)

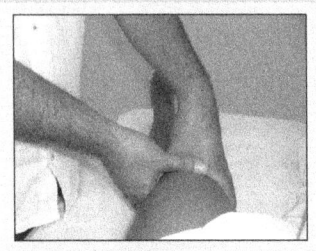

Efleurage

Mãos seguem em anel pela coxa.

(movimento 3)

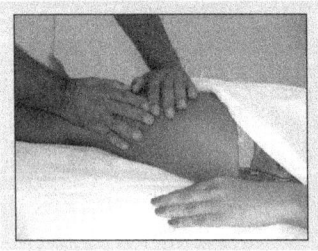

Leque sobre a coxa.

Método Dr. Vodder

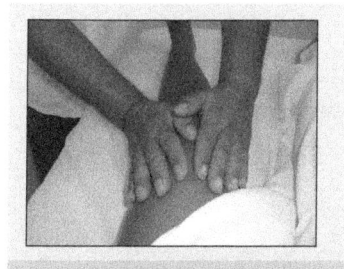

Voo do cisne na coxa.
(movimento 1)

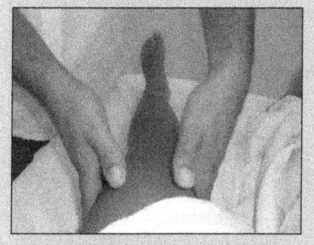

Voo do cisne na coxa.
(movimento 2)

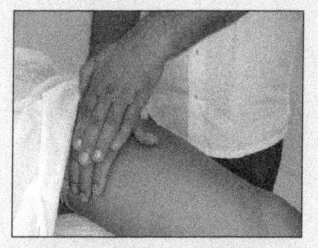

Bombeamento da fossa oval.

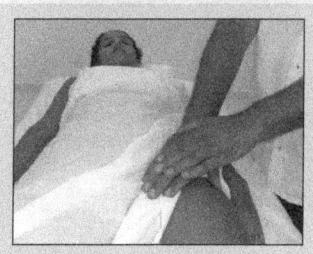

Bombeamento da virilha.
(movimento 1)

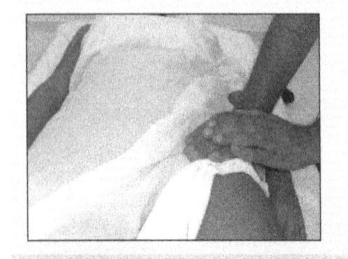

Bombeamento da virilha.

(movimento 2)

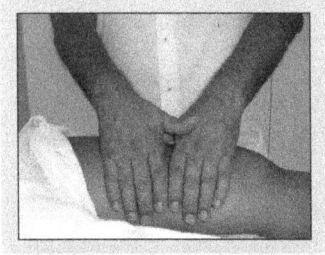

Passar e enviar na parte interna da coxa.

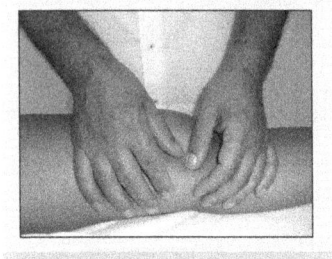

Joelho interno em passo de ganso.

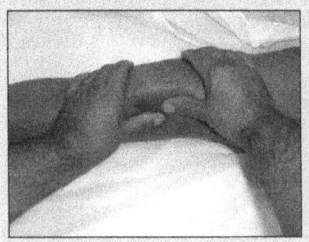

Joelho externo em passo de ganso.

Método Dr. Vodder

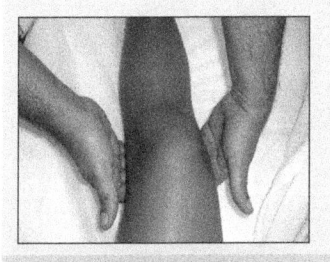

Bombeamento da fossa poplítea.

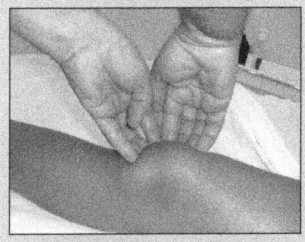

Fricção digital em volta da patela.

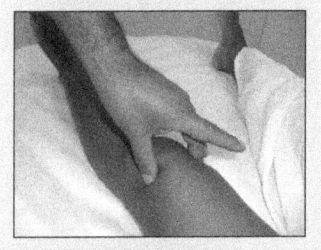

Pirâmide nas fendas articulares do joelho.

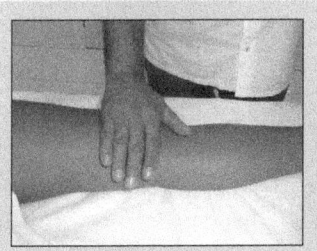

Bombeamento da parte superior do joelho para a coxa.

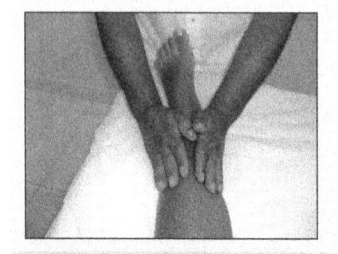

Voo do cisne na perna.

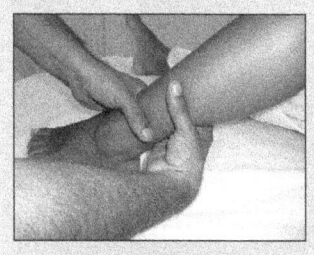

Balancinho com perna dobrada.
(movimento 1)

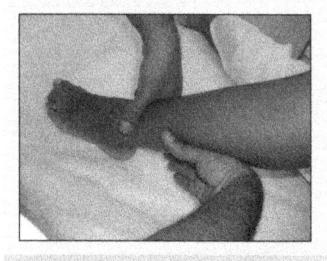

Balancinho com perna dobrada.
(movimento 2)

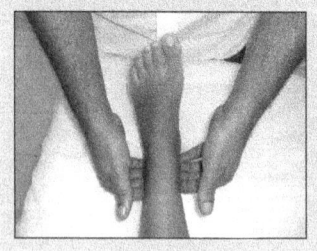

Fricção digital no tendão de Aquiles.

Método Dr. Vodder

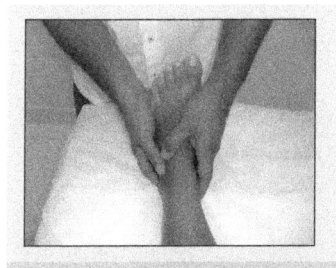

Passo de ganso na parte interna e externa do tornozelo.

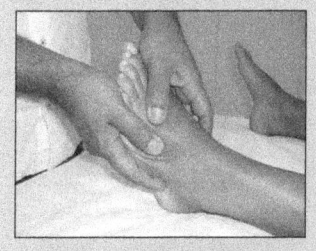

Dorso do pé em passo de ganso.

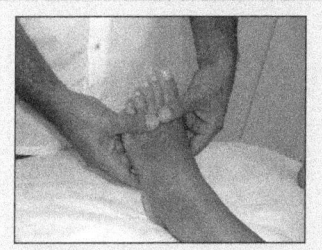

Deslizamento firme com polegares no fosso linfático dos pés.

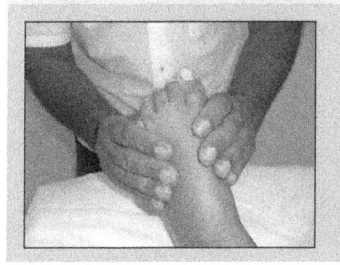

Arqueamento dos pés, com deslizamento para lateral.

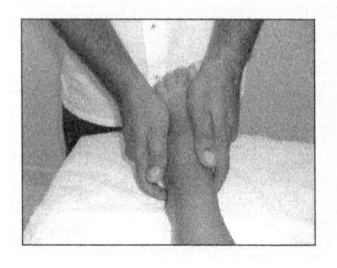

Deslizamento com almofadas tenares no dorso do pé.

Sequência Corporal 8 – Decúbito Ventral

PESCOÇO E PARTE POSTERIOR DA CABEÇA

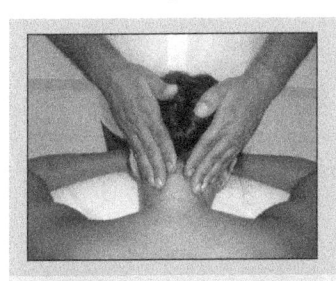

Bombeamento do pescoço com quatro dedos em direção ao ângulo venoso, movimento de nadar.

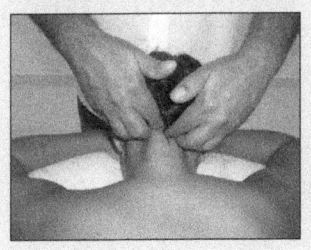

Rotação no lugar na base do occipital em direção às orelhas, movimento de nadar.

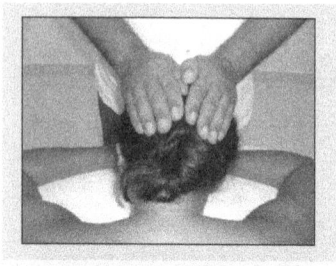

Couro cabeludo posterior rotação no lugar em direção à nuca, movimento de nadar.

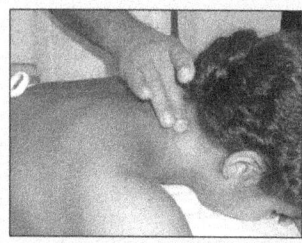

Pirâmide na nuca.

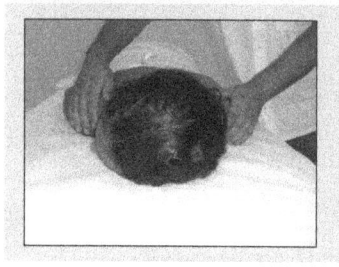

Bombeamento com movimento contrário de nadar do acrômio para o pescoço.

COSTAS (DIREÇÃO AXILAS)

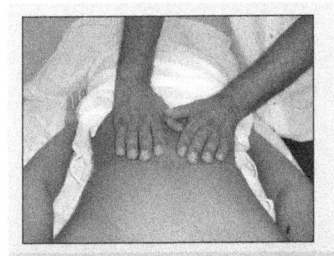

Efleurage da cintura em direção às axilas.

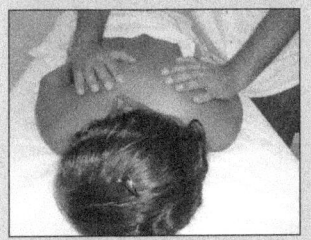

Voo do cisne da parte inferior da escápula até as axilas, continuando o processo acima, descendo as manobras até a cintura.

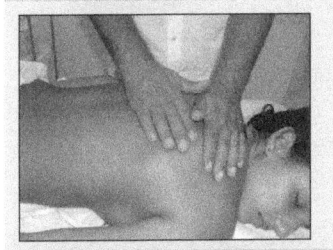

Manobra em leque do centro para as laterais, obliquamente.

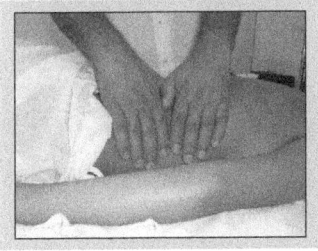

Passar e enviar nas laterais da cintura até a axila.

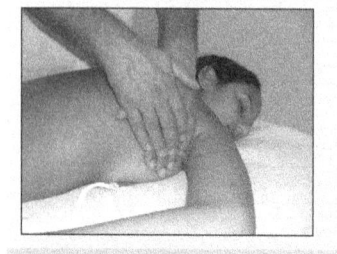

Bombeamento da axila.
(movimento 1)

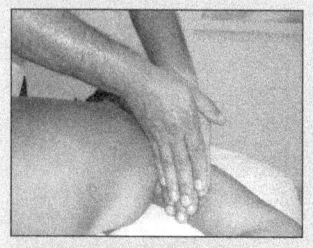

Bombeamento da axila.
(movimento 2)

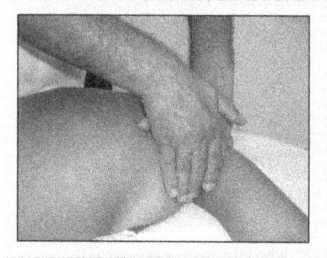

Bombeamento da axila.
(movimento 3)

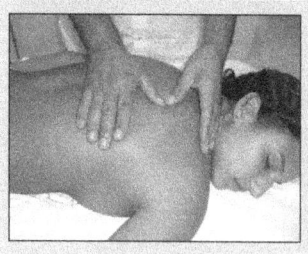

Passo de ganso entre a coluna e a borda da escápula.

Método Dr. Vodder

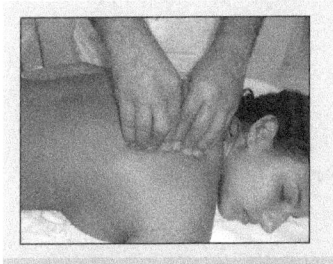

Fricção com pontas de dedos no contorno da escápula até a axila.

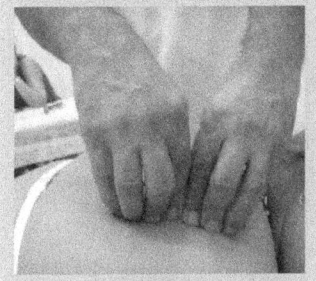

Fricção digital ao longo das laterais da coluna.

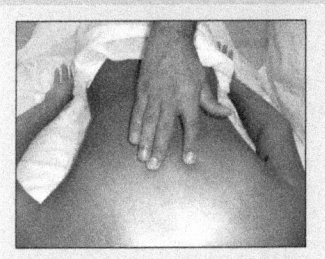

Vibração ao longo da coluna.

NÁDEGAS E QUADRIL (DIREÇÃO VIRILHA)

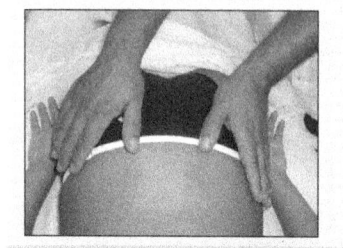

Deslizamento do centro para as laterais, seguido de voo do cisne.

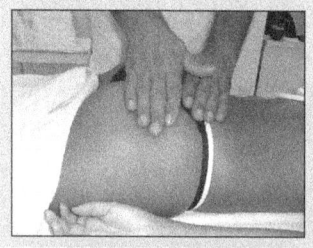

Patão obliquamente na direção da cintura.

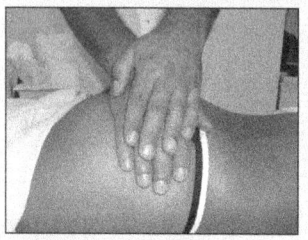

Bombeamento no mesmo trajeto anterior.

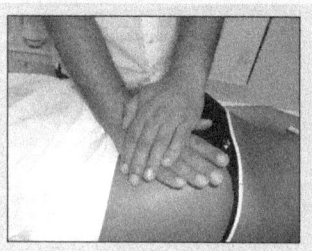

Bombeamento do quadrante inferior medial para a virilha.

COXA E PERNA (DIREÇÃO VIRILHA)

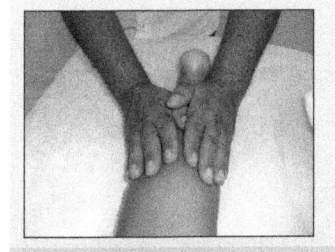

Efleurage dos pés a coxa.

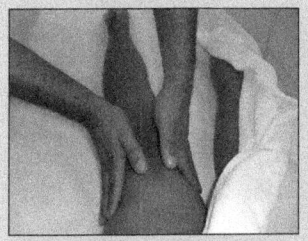

Voo do cisne na coxa.

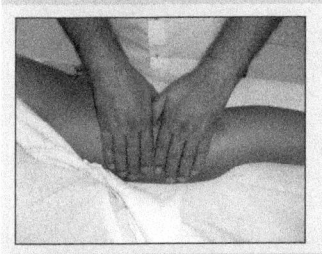

Passar e enviar na parte interna da coxa.

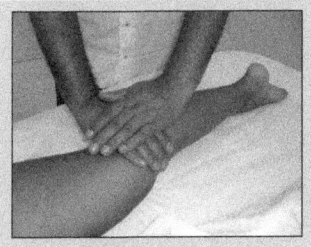

Bombeamento da fossa poplítea.

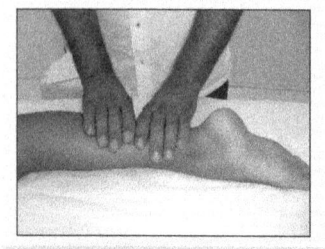

Passar e enviar na perna.

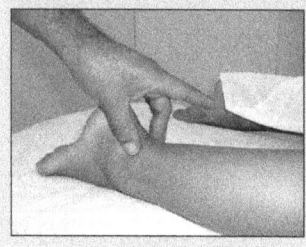

Pirâmide nas laterais do tendão de Aquiles.

Tratamento de Fibroadenoma Geloide Subcutâneo (Celulite) 9

O termo celulite é amplamente conhecido e utilizado por todos os terapeutas e médicos dedicados à estética. Mas o termo é incorreto visto não ser uma inflamação e sim basicamente um problema de circulação local. Podemos encontrar outros termos que também definem este problema, tais como: paniculose, dermatopaniculopatia, pseudocelulite etc.

Na realidade o tecido está asfixiado, por deficiência de circulação sanguínea e linfática. É ai que a Drenagem Linfática Manual tem seu papel, desintoxicando o tecido, aliviando a pressão hidrostática, o que acarretará uma melhora da oxigenação do tecido. O metabolismo celular também será beneficiado.

No tratamento, temos que afastar as causas do distúrbio, sem as quais será infrutífero.

Normalmente as zonas do corpo atingidas são simétricas. O que ocorre é que as células do tecido gorduroso são um depósito de reservas de gordura. Quando se ingere mais alimento do que se precisa, as células deste tecido se inflam como se fossem balões de borracha, dando à pele o aspecto característico de casca de laranja.

Os fatores que contribuem para o problema são: hereditariedade, hormonais, má circulação sanguínea, sedentarismo, excessos de açúcares, proteínas e gorduras na alimentação, estresse, consumo exagerado de sal, usar roupas muito apertadas, uso de pílulas anticoncepcionais.

Os locais onde há maior incidência são: parte posterior do braço, lateral superior da mama, lateral escapular, baixo estomacal, baixo abdominal, lateral do abdome, trocantérica, região sacral, medial superior da coxa, glúteos, lateral da coxa, posterior da coxa e medial patelar.

Método Dr. Vodder

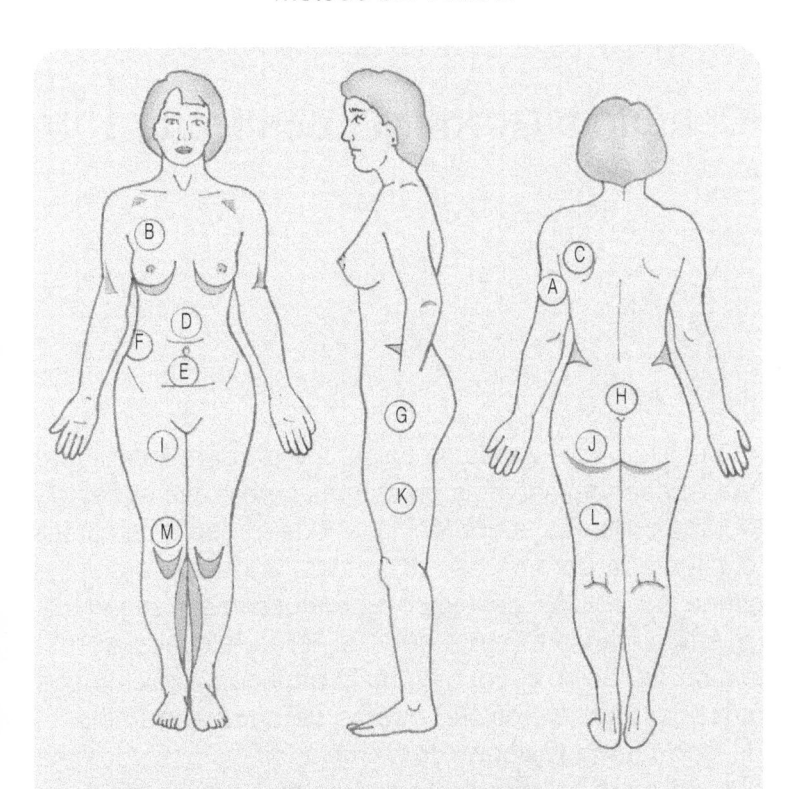

Fig. 9.1 – *Localizações preferenciais da celulite. A. Posterior do braço; B. Lateral superior da mama; C. Lateral escapular; D. Baixo estomacal; E. Baixo abdominal; F. Lateral do abdome; G. Trocantérica; H. Região sacral; I. Medial superior da coxa; J. Glúteos; K. Lateral da coxa; L. Posterior da coxa; M. Medial patelar.*

Celulite e Gordura Localizada 10

Celulite não é a mesma coisa que gordura localizada. Apesar desses dois problemas serem alterações do tecido gorduroso, a aparência, a localização e as características da gordura são diferentes. Enquanto a celulite atinge as células do tecido gorduroso mais superficial (que fica mais próximo à pele), a gordura localizada instala-se no tecido gorduroso mais profundo, próximo dos músculos (por ex: culote, dobras da barriga, da cintura, da face interna das coxas, próximo às virilhas, face interna dos joelhos e no queixo). Existe um crescimento da célula gordurosa, mas não existem as alterações circulatórias encontradas na celulite. Identifica-se, à observação, um aumento de volume localizado que não obrigatoriamente tem irregularidades na superfície. Muitas pessoas confundem as duas situações, porque, frequentemente, aparecem juntas. A gordura localizada aparece também por influência hormonal, alimentação inadequada, e a hereditariedade também tem seu papel. O aumento de peso, a má postura, a vida sedentária, a ingestão de hormônios e a gravidez pioram o problema. Por ser profunda, a gordura localizada não é eliminada através da Drenagem Linfática Manual, que é uma técnica que age no tecido mais superficial.

Estágios da Celulite 11

A celulite se apresenta em quatro estágios de evolução.

CONDIÇÃO NORMAL

Na condição normal, o tecido gorduroso é ricamente irrigado, as células gordurosas são de tamanho e forma normais. Os vasos são eficientes e têm formato normal. Não existe edema.

ESTÁGIO 1

Acontece um aumento de volume das células do tecido gorduroso na região afetada ocasionado por acúmulo de gordura dentro da célula. Não existe alteração circulatória e dos tecidos de sustentação, apenas uma discreta dilatação das pequenas veias do tecido gorduroso. Não há sinais visíveis na pele e nem dor. Neste estágio, o principal procedimento é tratar com exercícios, reeducação alimentar e drenagem linfática. A recuperação é total neste caso.

ESTÁGIO 2

As células gordurosas ficam um pouco mais cheias de gordura, e as que ficam na parte mais profunda começam a sofrer o mesmo processo. Já aparece um certo grau de fibrose, que, se piorar, começa a formar micronódulos na fase seguinte. O aumento de volume das células causa alteração circulatória por provocar a compressão das microveias e vasos linfáticos. O sangue e a linfa ficam represados. Ocorre então um maior "inchaço" das células gordurosas e detritos tóxicos, que deveriam ser eliminados. Na pele, já é possível se observar irregularidades à palpação e ainda não existe dor. Neste caso o tratamento já é necessário com uso de Ultrassom, Drenagem Linfática, Massagem Estética, além de exercícios e reeducação alimentar. Os resultados são muito bons. Se houver adesão ao tratamento pode-se esperar a recuperação total.

ESTÁGIO 3

As células continuam aumentando de volume por causa da contínua aquisição de gordura. Ocorre uma desordenação do tecido e aparecimento dos nódulos que, apesar de mais profundos, são vistos como irregularidades na superfície da pele, mesmo sem palpação. Começa a surgir uma fibrose, que é o endurecimento do tecido de sustentação (onde estão as fibras) e a circulação fica ainda mais comprometida. Podem aparecer vasinhos e microvarizes. A pele tem aspecto parecido com "casca de laranja". Ocorre a sensação de peso e cansaço nas pernas. Aparecem edemas e estase venosa. O tratamento é realizado da mesma forma que o estágio 2, mas são necessárias muito mais sessões e a recuperação é boa, mas não total. Ocorre uma sensível melhora, mas não se pode esperar a eliminação total do problema.

ESTÁGIO 4

O inchaço desordenado das células gordurosas é acentuado, o tecido de sustentação torna-se mais endurecido (fibroesclerose) e a circulação de retorno está muito comprometida. Neste estágio, a celulite é dura e a pele fica lustrosa, cheia de depressões, com aspecto acolchoado. As pernas ficam pesadas, doloridas e a sensação de cansaço está frequentemente presente, mesmo sem esforço. Neste estágio o tratamento com Mesoterapia, Ultrassom, Eletrolipoforese, Drenagem Linfática e Massagens é demorado, mesmo assim pode-se esperar uma melhora parcial. Eventualmente pode ser necessário associar a tratamento cirúrgico, com Lipoescultura, principalmente se houver gordura localizada bem estabelecida e depressões no tecido gorduroso importantes.

Com essas informações fica claro que quanto mais cedo iniciar, melhor é o resultado do tratamento da celulite. Em todos os casos existem tratamentos, mas nos graus mais leves, a recuperação é total, enquanto nos graus mais avançados, apenas parciais. Mas mesmo assim, nestes casos de graus mais avançados, é importante tratar, porque se continuar o desleixo poderá ocorrer uma piora ainda maior. Mas é importante que se saiba de antemão, para evitar frustrações futuras, que nos casos mais graves, o resultado será eficiente, mas não total. Deve-se lembrar que cada pessoa é diferente, com diferentes apresentações da celulite, e uma correta avaliação deve ser o início de qualquer tratamento.

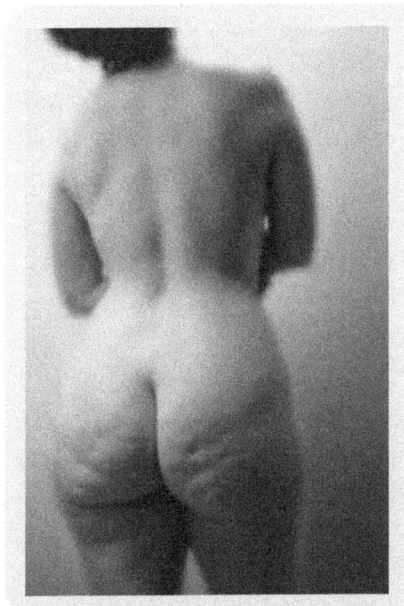

Fig. 10.1 – *Celulite grau 4.*

Peculiaridades 12 do Ultrassom para Uso Estético (3 MHz)

O Terapeuta, no seu dia a dia, tem no ultrassom um recurso terapêutico bastante empregado. Entretanto, a falta de conhecimento técnico para sua utilização pode fazer com que os resultados esperados causem frustração, pois a imperícia no manuseio de um equipamento de ultrassom diminui seu poder terapêutico, comprometendo a terapêutica estética.

Eis algumas peculiaridades que podemos encontrar na terapia por ultrassom na prática estética:

A IMPEDÂNCIA ACÚSTICA

Refere-se à resistência que as estruturas sonadas oferecem à passagem das ondas sonoras. Isto torna importante, quando se refere às substâncias de acoplamento utilizadas na estética, pois há uma diversidade delas (com grande variedade de princípios ativos), e é preciso estar atento ao adquirir tal substância para certificar-se de que ela permite uma boa transmissibilidade das ondas sonoras.

ÁREA EFETIVA DE RADIAÇÃO (ERA)

A área efetiva de radiação ultrassônica do cabeçote corresponde à área do cristal onde há emissão de ondas sonoras. A ERA é sempre menor que a área geométrica do cabeçote. Todo fabricante de aparelhos deve fornecer o tamanho da ERA que o terapeuta encontrará ao adquirir o aparelho. O tamanho da ERA influirá significativamente no cálculo do tempo de aplicação. Quanto maior a ERA, menor o tempo de aplicação.

TEMPO DE APLICAÇÃO

A duração do tratamento depende do tamanho da área corporal. O tempo máximo de aplicação de ultrassom deve ser de *15 minutos por área de tratamento*, e este tempo se refere a uma área tratada de 75 a 100 cm^2, que é considerada uma superfície máxima que se pode tratar razoavelmente, e deve estar relacionada com o tamanho da ERA.

Na prática, divide-se a área a ser tratada pela ERA do ultrassom.

$$\text{Tempo (min)} = \frac{\text{área tratada } (cm^2)}{\text{Era } (cm^2)}$$

No entanto na utilização prática do ultrassom, poderemos, em alguns casos, ter um tempo total de aplicação de uma hora ou mais, dependendo das áreas a tratar. Por isto, em alguns casos, pode-se adotar um tempo máximo terapêutico em 40% a 60% do tempo calculado, ou optar por tratamento em áreas prioritárias, não tratando todas as áreas afetadas em uma só sessão.

OS ASPECTOS REFEREM-SE A APARELHOS DE 3 MHZ

Quanto à graduação de intensidade e modo emitidos, poderemos adotar o seguinte para tempo de 15 minutos:

Tratamento	W/cm^2	Modo
Celulite grau 1	0,4	Contínuo
Celulite grau 2	0,6	Contínuo
Celulite grau 3	0,8	Contínuo

Tratamento Pré e 13
Pós-cirurgia Plástica

Toda cirurgia plástica provoca lesões devido a descolamentos aos níveis dérmico e subdérmico da pele, que desencadeiam um processo inflamatório que é a resposta do organismo à agressão. Aparecem os hematomas e edemas, normais no processo de cicatrização pós-cirúrgico. A drenagem linfática manual pode acelerar este processo de restabelecimento.

As cirurgias plásticas em geral pioram o estado da pele, que sofre também uma agressão por falta de oxigênio e nutrientes. Por isso, aconselhamos a Drenagem Linfática Manual no pré-cirúrgico.

Dependendo da idade e da extensão da cirurgia, os descolamentos serão extensos. O cirurgião colocará um curativo compressivo para manter as áreas descoladas sobre pressão, para que a pele fique em contato com sua nova posição, e não se forme um grande edema. Este procedimento não impedirá totalmente a formação de edema, mais ou menos pronunciado. Um edema volumoso dificultará a reparação deste tecido, e cabe ao linfoterapeuta o controle do edema através de drenagem linfática manual.

A prática ideal é a execução da Drenagem Linfática logo após a cirurgia, no próprio leito do hospital, bombeando somente as áreas proximais sem tocar no tecido descolado.

Após 24 horas da cirurgia, pode-se trabalhar sobre o tecido descolado, com pressões muito leves, levando a linfa para áreas intactas para serem absorvidas pelos capilares, o que irá diminuir a pressão provocada pelo edema. Nesta drenagem, não se usam descolamentos.

Nas cirurgias de lipoaspiração, a drenagem linfática aliada ao uso de ultrassom é indispensável, para evitar a formação de cordões de fibrose, que deixarão a pele irregular, comprometendo o sucesso da cirurgia estética e a satisfação do paciente.

TABELA 12.1

USO DO ULTRASSOM PARA PÓS-CIRURGIAS PLÁSTICAS

Tratamento	W/cm^2	Tempo	Modo
Pós-operatório Imediato	1,0	10	Pulsado
Pós-operatório Tardio	0,8	10	Contínuo
Ritidoplastia Imediata	0,5	6	Pulsado
Ritidoplastia Tardia	0,4	6	Contínuo

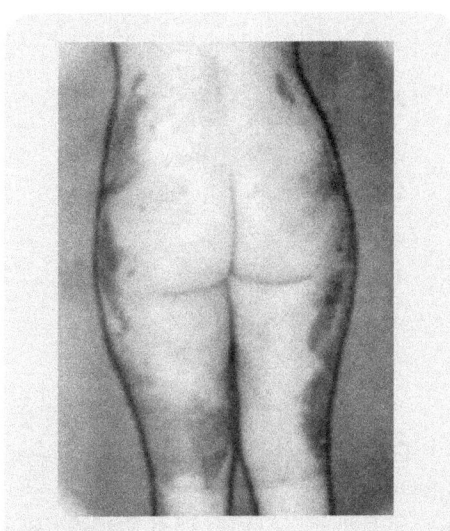

Fig. 12.1 – *Hematomas pós-cirúrgicos.*

Drenagem Linfática Reversa 14

Adotaremos a drenagem linfática reversa em tratamentos de pós-cirurgias plásticas de face, mamas e abdome. Haverá uma alteração da anatomia dos vasos arteriais, venosos e linfáticos no pós-operatório.

No retalho cutâneo observa-se que a rede de vasos se anastomosam, conduzindo a linfa a várias direções. Devido ao descolamento, há uma interrupção da rede linfática superficial que se dirige para a profundidade, restando apenas uma única opção de envio da linfa que é o que ficou unido durante a cirurgia. Por este local é que passam as circulações arteriais, venosas e linfáticas. Normalmente oposta à direção da cicatriz onde haverá impedimento do escoamento da linfa.

Drenagem em oncologia 15

Outro campo importante de ação da Drenagem Linfática Manual é o tratamento de linfedemas pós-mastectomias com esvaziamento axilar. O edema ocasionado por esta intervenção cirúrgica causa limitações ao paciente, devido à falta de amplitude de movimentos no membro superior e incômodo devido ao edema que se estabelece.

A cinesioterapia é indispensável para restabelecer os movimentos do braço, e a drenagem linfática, aliada a procedimentos de contenção elástica (luvas de compressão ou enfaixamento), agirá sobre o linfedema, eliminando ou reduzindo este a níveis aceitáveis.

Os resultados nesta profilaxia do linfedema dependerão muito da participação do paciente, seguindo as orientações do terapeuta dos fatores que favorecem o aparecimento do linfedema.

Nos linfedemas da fase I, empregam-se apenas a automassagem e os cuidados com a pele, enquanto nos casos mais graves é necessário o uso de todos os recursos fisioterapêuticos e a drenagem linfática.

A frequência das terapias será diária nos primeiros dias, ou no mínimo em dias alternados. Após a diminuição do volume do linfedema, o intuito é manter pelo máximo de tempo a melhora conseguida na primeira fase. Esta é a fase de manutenção, que usará os recursos da cinesioterapia, automassagem, drenagem linfática e autoenfaixamento ou luvas de contenção elástica, podendo-se espaçar a frequência das terapias.

Os fatores que agravam o linfedema são: idade, cirurgias axilares radicais, radioterapia axilar, complicações cicatriciais e obesidade.

Somente poderemos iniciar um tratamento pós-mastectomia com consentimento do médico responsável.

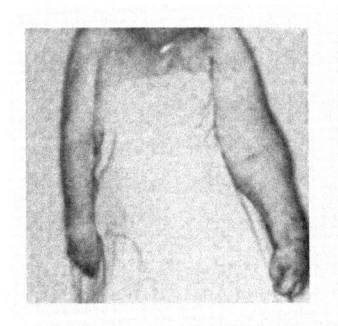

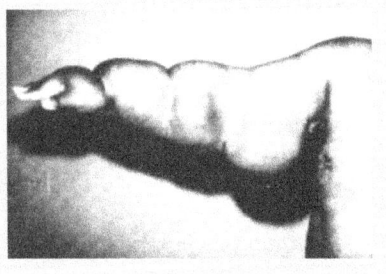

Fig. 14.1 – *Edema de membro superior pós-mastectomia com esvaziamento axilar.*

Liberações para Tratamentos 16 Pós-mastectomia e para Automassagem

ESVAZIAMENTO UNILATERAL

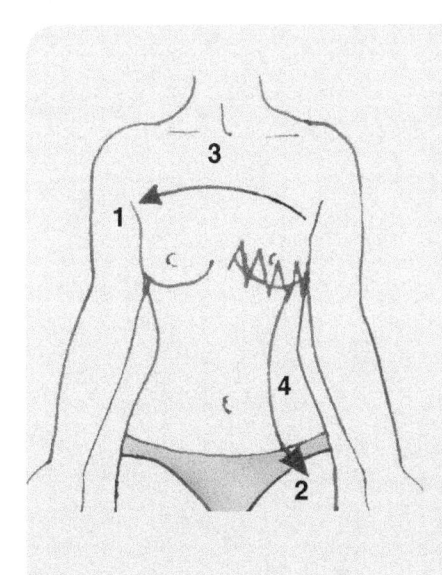

1. Bombeamento da axila oposta.
2. Bombeamento da virilha homolateral.
3. Patão da axila homolateral em direção à axila oposta.
4. Patão da axila homolateral em direção à virilha.
5. Repete-se 2.
6. Repete-se 1.

ESVAZIAMENTO BILATERAL

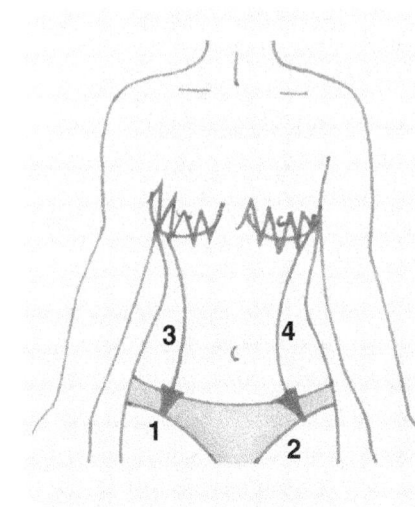

1. Bombeamento da virilha.
2. Bombeamento da virilha.
3. Patão no caminho da axila até a virilha.
4. Patão no caminho da axila até a virilha.
5. Repete-se 2.
6. Repete-se 1.